Pramila Chaubey
Vasanti Suvarna

Sistema de adesivos gastro-intestinais

Pramila Chaubey
Vasanti Suvarna

Sistema de adesivos gastro-intestinais

Uma visão geral

Imprint
Any brand names and product names mentioned in this book are subject to trademark, brand or patent protection and are trademarks or registered trademarks of their respective holders. The use of brand names, product names, common names, trade names, product descriptions etc. even without a particular marking in this work is in no way to be construed to mean that such names may be regarded as unrestricted in respect of trademark and brand protection legislation and could thus be used by anyone.

Cover image: www.ingimage.com

This book is a translation from the original published under ISBN 978-620-2-02195-1.

Publisher:
Sciencia Scripts
is a trademark of
Dodo Books Indian Ocean Ltd. and OmniScriptum S.R.L publishing group

120 High Road, East Finchley, London, N2 9ED, United Kingdom
Str. Armeneasca 28/1, office 1, Chisinau MD-2012, Republic of Moldova, Europe
Printed at: see last page
ISBN: 978-620-7-88508-4

Sistema de adesivos gastro-intestinais: Uma visão geral

Autores: *Pramila Chaubey, Vasanti Suvarna

Faculdade de Farmácia Dr. Bhanuben Nanavati da SVKM, Vile Parle (W), Mumbai-400056. ÍNDIA

***Autor correspondente**

Resumo: Os sistemas de adesivos gastrointestinais surgiram como potenciais sistemas de administração de fármacos que enfrentam desafios com os sistemas convencionais de administração de fármacos. A sua multifuncionalidade integrada pode ultrapassar estes desafios, proporcionando bioadesão, proteção contra o fármaco e libertação unidirecional. Esta combinação de funções pode melhorar a biodisponibilidade oral global de grandes moléculas, como proteínas e péptidos, que atualmente só podem ser administradas por injeção. Além disso, o sistema de adesivos de hidrogel com gates produz padrões complexos de libertação pulsátil e pode imitar mais naturalmente a forma como o corpo produz compostos, como a insulina e algumas hormonas. Esta libertação auto-regulada e o direcionamento específico para as células têm o potencial de conferir características adicionais de impulsividade a esta plataforma terapêutica inovadora.

ÍNDICE DE CONTEÚDOS

CAPÍTULO 1

INTRODUÇÃO

A administração oral de medicamentos é a via preferida para a administração de medicamentos, apesar das desvantagens que lhe estão associadas. Como é mais natural e não invasiva do que outras vias tradicionais, como a injeção intravenosa e intramuscular, aumenta a adesão dos doentes e melhora o perfil de segurança [1, 2, 3]. No entanto, existem vários obstáculos à administração oral de fármacos pouco absorvidos e de fármacos bioactivos sensíveis a enzimas, tais como

1) Degradação no pH ácido do estômago;

2) Degradação hidrolítica por enzimas proteolíticas;

3) Metabolismo pela borda luminal e em escova;

4) Fraca permeabilidade da membrana através do epitélio intestinal [4].

A hidrólise enzimática luminal e a baixa permeabilidade da membrana são as principais causas da baixa biodisponibilidade oral dos fármacos macromoleculares [5]. Para ultrapassar estes pontos fracos, foram utilizadas várias modificações de sistemas de dosagem simples, incluindo lipossomas, micropartículas e nanopartículas, como transportadores de fármacos, tendo sido dada especial atenção às micro/nanopartículas mucoadesivas que aderem à camada mucosa intestinal, prolongando assim o seu tempo de retenção e a libertação externa do fármaco. Estes sistemas de partículas têm uma aplicabilidade limitada devido ao facto de i) a libertação do fármaco não ser unidirecional ii) os agentes bioactivos encapsulados nestes sistemas de partículas poderem não obter proteção suficiente contra as enzimas proteolíticas (Shen et al., 2001). Por conseguinte, foram desenvolvidos sistemas de adesivos gastrointestinais para melhorar a biodisponibilidade oral global de moléculas grandes e de agentes sensíveis a enzimas. O sistema consiste basicamente em três camadas, ou seja, uma camada de suporte insolúvel em água, uma camada de transporte do fármaco e uma camada adesiva. Isto permite a administração local de péptidos em locais do trato gastrointestinal, gerando um maior nível de absorção e estabilidade.

CAPÍTULO 2

TEORIAS DA MUCOADESÃO

Vários investigadores explicaram os mecanismos de mucoadesão através dos quais os mucoadesivos aderem à camada de muco. Estas teorias baseiam-se nas teorias clássicas da adesão de metais e polímeros. Quatro teorias principais descrevem os possíveis mecanismos de mucoadesão: a teoria eletrónica, a teoria da adsorção, a teoria da humidade e a teoria da difusão.

a) Teoria eletrónica: baseada no pressuposto de que a transferência de electrões ocorre entre o muco e os polímeros mucoadesivos devido a diferenças nas suas estruturas electrónicas, o que leva à formação de uma dupla camada de cargas eléctricas na interface entre o muco e o mucoadesivo. Isto resulta em forças de atração no interior da dupla camada [6,7].

b) Teoria da adsorção: baseada na atração entre o muco e os polímeros mucoadesivos. Estas forças de atração foram conseguidas através de ligações moleculares que são causadas por forças secundárias como as de hidrogénio e as de van der Waals [8-12].

c) Teoria da humidade: lida com o conceito de tensão superficial (energia interfacial). Assume que a tensão superficial entre o muco e o polímero mucoadesivo está diretamente correlacionada com a capacidade do mucoadesivo para inchar e espalhar na camada de muco e indica que a energia interfacial desempenha um papel importante na mucoadesão. A energia interfacial pode ser calculada a partir dos coeficientes de espalhamento individuais do muco e dos polímeros mucoadesivos ou pode também ser calculada a partir de coeficientes de espalhamento combinados. A teoria da humidificação é significativa, uma vez que o espalhamento do mucoadesivo sobre o muco é obrigatório para a validade de todas as outras teorias [13-18].

d)   Teoria da difusão: explica a interpenetração das cadeias proteicas e poliméricas do muco e dos polímeros mucoadesivos a uma profundidade suficiente e o emaranhamento físico, dependendo do seu peso molecular, grau de reticulação, comprimento da cadeia, flexibilidade e conformação espacial [9,19-25].

Todas as teorias acima mencionadas não conseguem dar uma descrição completa do mecanismo de mucoadesão, em vez de o fenómeno total da mucoadesão ser um resultado combinado de todas estas teorias. Alguns investigadores dividem o processo de mucoadesão em diferentes fases, cada uma das quais está associada a um mecanismo de mucoadesão diferente [3,26]. A primeira fase está associada à humidificação e ao inchaço do polímero, indicando a teoria da humidificação. Na segunda fase, são criadas ligações não-covalentes (físicas) na interface polímero-muco, o que indica a teoria eletrónica e da adsorção e, finalmente, a interpenetração das cadeias de polímeros e proteínas (teoria da difusão) e o emaranhamento para formar mais ligações não-covalentes (físicas) e covalentes (químicas) (teoria eletrónica e da adsorção).

CAPÍTULO 3
PROPRIEDADES DOS POLÍMEROS MUCOADESIVOS

De acordo com uma ou mais teorias de mucoadesão, os polímeros mucoadesivos são caracterizados por uma boa adesividade. Essas propriedades são o inchaço, a ligação molecular com a camada de muco, a conformação espacial devido ao emaranhamento das cadeias, as propriedades reológicas como a viscosidade e a coesividade. A capacidade de inchamento é um pré-requisito para a mucoadesão, uma vez que diz respeito à humidificação, desenrolamento e espalhamento do polímero sobre o muco. O processo de espalhamento é controlado pelas energias interfaciais do muco e dos polímeros mucoadesivos e permite um contacto íntimo na interface muco-mucoadesivo, regulando assim a formação de ligações entre ambos [17,18]. Formam-se dois tipos de ligações moleculares na interface: ligações covalentes e ligações não covalentes. As ligações covalentes requerem tempo para se desenvolverem, enquanto as ligações não covalentes se formam imediatamente assim que o muco e o polímero mucoadesivo entram em contacto. O tempo de espera necessário para a ligação covalente não impede a administração do medicamento. As ligações covalentes são ligações mais fortes e, por conseguinte, conduzem a forças mucoadesivas mais elevadas do que as ligações não covalentes. A formação de ligações moleculares e o emaranhamento de cadeias alteram o comportamento reológico dos polímeros mucoadesivos. Por conseguinte, as propriedades reológicas podem ser utilizadas como um indicativo da extensão da ligação molecular e da conformação espacial. A capacidade adesiva está indiretamente relacionada com a coesividade dos polímeros mucoadesivos, uma vez que diz respeito à resistência interna do mucoadesivo.

CAPÍTULO 4
TIPOS DE POLÍMEROS MUCOADESIVOS

Existe uma série de polímeros disponíveis com capacidade mucoadesiva. Os polímeros são classificados de acordo com os diferentes grupos laterais que contêm e que conduzem a diferentes ligações com o muco. Podem distinguir-se quatro grupos:

a) Polímeros aniónicos: poliacrilatos e derivados da celulose que formam ligações não covalentes com a membrana mucosa.

b) Polímeros aniónicos tiolados: polímeros tiolados de poliacrilatos e derivados de celulose que formam ligações covalentes com a membrana mucosa.

c) Polímeros catiónicos: quitosano que forma uma ligação não covalente com a membrana mucosa.

d) Polímeros catiónicos tiolados: quitosano tiolado que forma ligações covalentes.

4.1 Tiómeros: Polímeros mucoadesivos de nova geração

Os polímeros tiolados, também designados por tiómeros, representam uma nova geração de polímeros mucoadesivos e que melhoram a permeação, que foram concebidos e introduzidos na literatura farmacêutica nos últimos anos. Vários estudos in vivo e in vitro provaram que os tiómeros apresentam propriedades mucoadesivas melhoradas devido à sua capacidade de formar ligações covalentes com os grupos tiol, que possuem, com subdomínios ricos em cisteína das glicoproteínas do muco

[1]. Além disso, os grupos tiol do tiómero são oxidados em meio aquoso a um pH fisiológico para formar ligações covalentes dissulfureto não só entre o tiómero e o muco, mas também no interior do próprio tiómero, pelo que apresenta propriedades coesivas melhoradas. Um efeito de aumento da permeação pode ser explicado pela capacidade dos tiómeros para abrir junções estreitas e permitir o transporte paracelular de fármacos [3]. Esta teoria foi confirmada pela alteração das propriedades reológicas do polímero, como a diminuição dos grupos tiol livres nos tiómeros, resultando num aumento da viscosidade [13].

Clausen et al. realizaram estudos de permeação com fármacos modelo hidrofílicos através da mucosa intestinal e demonstraram que a combinação de polímeros tiolados com glutatião (GSH) conduziu a uma melhoria significativa da absorção do fármaco na presença de tiómeros em comparação com polímeros não tiolados. (Clausen, Kast, Bemkop-Schnurch, 2002).

Num outro estudo realizado por [61], a administração oral de comprimidos de insulina à base de polímero tiolado a ratos conscientes não diabéticos mostra uma diminuição significativa dos níveis de glucose no sangue até 24 horas, em comparação com a diminuição do nível de glucose no sangue obtida com a injeção subcutânea.

Bemkop-Schn" urch e Thaler, 2000, desenvolveram um sistema de administração oral de insulina multicamadas à base de policarbofilo tiolado, que representa uma combinação promissora de inibidor da atividade enzimática e de potenciador da permeação paracelular eficaz. O policarbofilo tiolado actua como uma camada de matriz polimérica e uma camada de suporte insolúvel em água, impedindo adicionalmente o ataque de enzimas lumínicas intestinais e, utilizando um revestimento entérico sobre a forma de dosagem intacta, o transporte através do estômago pode ser garantido. Este sistema de administração de fármacos pode ser capaz de aumentar a concentração local do fármaco e proteger a insulina contra a degradação enzimática. Está provado que o conjugado ácido hialurónico-éster etílico de cisteína (HA-Cys) proporciona uma melhor mucoadesão e uma taxa de biodegradação significativamente mais baixa. O estudo in vitro da bioadesão dos conjugados HA-Cys foi efectuado numa mucosa porcina recentemente excisada através do método do cilindro rotativo e as propriedades coesivas foram avaliadas por experiências de oxidação. Os resultados do estudo de bioadesão mostraram um aumento de mais de 6,5 vezes no tempo de adesão do HA-Cys e as experiências de oxidação em soluções aquosas demonstraram a melhoria das propriedades coesivas do conjugado em comparação com o HA não modificado (ácido hialurónico). Assim, os vários estudos in vitro e in vivo provaram que estes novos polímeros tiolados podem ser utilizados como excipientes multifuncionais promissores para o desenvolvimento de vários sistemas de administração de medicamentos.

CAPÍTULO 5
SISTEMA DE ADESIVOS GASTRO-INTESTINAIS

O sistema de adesivo gastrointestinal tenta imitar um adesivo transdérmico que inclui várias camadas que desempenham diferentes tarefas, como a adesão, o encapsulamento do fármaco e a proteção do ambiente.

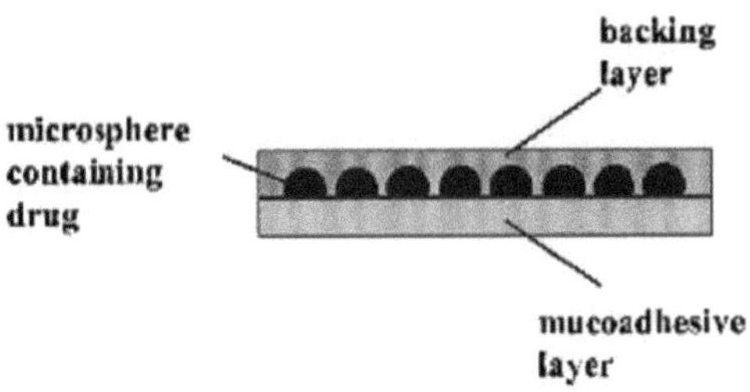

Fig.l. GI-Patch

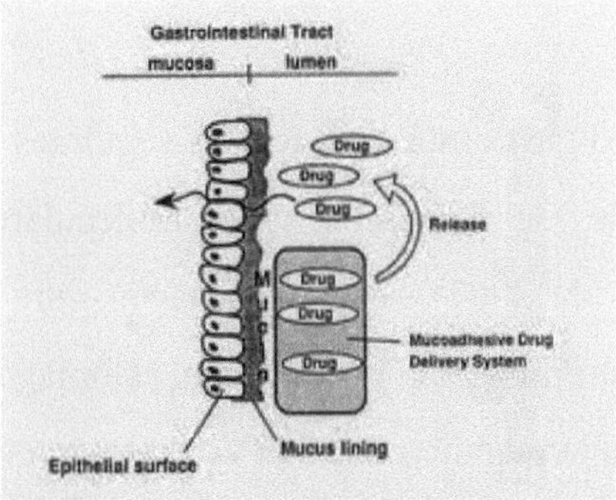

Fig.2. Interação do muco com o sistema de adesivos

A hipótese é que, quando os adesivos são introduzidos no trato gastrointestinal, a camada mucoadesiva adere à parede luminal. O fármaco pode então ser libertado lentamente do sistema de adesivo de forma unidirecional através da camada mucoadesiva para a mucosa intestinal, como ilustrado na Fig.2. Os adesivos apresentam várias vantagens significativas em relação aos sistemas de administração oral convencionais, especificamente a camada de suporte do adesivo impede a fuga do fármaco para o lúmen externo e induz uma libertação unidirecional do fármaco na camada epitelial. Esta libertação unidirecional pode resultar num aumento da concentração local do fármaco, o que pode aumentar a eficácia da absorção. Os adesivos que aderem à parede luminal através de uma camada mucoadesiva devem prolongar o trânsito do fármaco no intestino, resultando num comportamento de libertação sustentada e, no caso de agentes bioactivos como as proteínas e os péptidos, a proteção destes agentes pelo sistema de adesivos reduziria a proteólise. Além disso, estes adesivos de tamanho milimétrico podem ser encapsulados numa cápsula e administrados no intestino (Shen et al, 2001).

5.1 Vantagens

O sistema de adesivo gastrointestinal tem as seguintes vantagens. Melhora a biodisponibilidade de fármacos macromoleculares e de fármacos sensíveis (Hoyer et al., 2007), reduz a variação intra e inter-sujeitos nos perfis plasmáticos, minimiza a irritação do estômago pelos fármacos, é fácil de fabricar e de aumentar a escala (Venkatesan et al., 2006), realiza a difícil tarefa de desempenhar múltiplas funções utilizando uma única plataforma, nomeadamente a proteção do fármaco, a libertação unidirecional e a bioadesão (Tao et al., 2005), o adesivo de hidrogel fechado tem potencial para produzir padrões de libertação pulsátil complexos. Este método imita mais naturalmente a forma como o corpo produz compostos como a insulina e as hormonas (Tao et al., 2005)

5.2 Principais componentes do sistema de adesivos GI (Eaimtrakam et al., 2003)

P atches são geralmente constituídos por três camadas. A primeira camada tem uma camada de suporte fina, flexível e impermeável, constituída por um polímero insolúvel em água, por exemplo, acetato de celulose (CA), etilcelulose (EC), etc. A segunda camada funciona como reservatório de fármaco ou camada adesiva de transporte de fármaco (polímero formador de gel) contendo agentes bioactivos e uma camada adesiva constituída por polímeros bioadesivos como Carbopol 934P, Carbopol 907P, quitosano, cloridrato de quitosano, carboximetilcelulose de sódio, etc.

5.3 Tipos de sistemas GI Patch

Um sistema de adesivo gastrointestinal típico tem três atributos principais: bioadesividade para retenção da forma de dosagem e libertação controlada e unidirecional do fármaco para o epitélio intestinal (Tao et al., 2005). Em função das propriedades supramencionadas, existem vários tipos de sistemas de adesivos gastrointestinais: sistema de adesivos mucoadesivos gastrointestinais (GI-MAPS), adesivo com fármaco, adesivo de microesferas, adesivo intestinal de duas camadas, adesivo de hidrogel fechado e microplaquetas. Dependendo do substrato, os micropatches são sistemas de micropatches de óxido de silício, micropatches de poli (metacrilato de metilo) e micropatches de silicone poroso.

CAPÍTULO 6

SISTEMA DE ADESIVO GASTROINTESTINAL-MUCOADESIVO (GI-MAPS)

This type of GI patch consists of four layers, a backing layer made up of a water-insoluble polymer to protect protein drugs from enzymatic hydrolysis e.g., ethyl cellulose, cellulose acetate etc; a surface layer made of a polymer sensitive to intestinal pH e.g., diferentes polímeros de ácido metacrílico; uma camada intermédia de transporte do fármaco, por exemplo, celulose, polímeros formadores de gel, etc. e uma camada adesiva entre as camadas intermédia e superficial para gerar um gradiente de concentração elevado entre o adesivo e as células intestinais, por exemplo, Carbopol, quitosano, etc. (Eaimtrakam et al., 2003). A camada de suporte de polímero insolúvel em água é geralmente preparada pela técnica de evaporação de solventes. A solução de polímero é preparada num solvente volátil, como a acetona, o metanol, etc., e uma membrana fina de polímero é preparada espalhando a solução numa placa revestida de Teflon, utilizando um aplicador de padeiro. A membrana é deixada a secar à temperatura ambiente.

A camada que contém o fármaco é preparada através do carregamento da membrana de celulose por humidificação com uma solução que contém um modelo de fármaco, sendo depois seca e fixada à camada de suporte por ligação térmica. No caso do gel que contém o fármaco, este é dissolvido no polímero do gel e depois espalhado sobre a camada de suporte (Tao et al., 2005). A camada de superfície sensível ao pH é preparada utilizando polímeros, hidroxipropil etilcelulose (HP-55) ou polímeros Eudragit, etc. A camada mucoadesiva é espalhada uniformemente na superfície da camada sensível ao pH e depois fixada à camada intermédia. A película de quatro camadas é cortada em pedaços mais pequenos e depois tratada com ácido esteárico micro-pulverizado e silicato de magnésio para cobrir os bordos das películas e evitar a aglutinação do adesivo (Tao et al., 2005).

6.1 Funcionamento das placas gastro-intestinais

Após a administração oral de uma cápsula de gelatina contendo GI-MAPS, os fármacos contidos na formulação são protegidos do suco gástrico no estômago por uma película entérica na camada adesiva (camada de controlo do local de adesão) e na camada de proteção. Quando as GI-MAPS são transferidas para o intestino delgado, a camada de controlo do local de adesão das GI-MAPS dissolve-se no local alvo do intestino delgado e as GI-MAPS aderem à membrana da mucosa intestinal (Shen et al., 2001).

Como resultado da adesão, a camada de transporte de fármacos dos GI-MAPS existente entre a camada protetora e a camada adesiva forma um espaço fechado. Os fármacos no espaço fechado estão protegidos do ataque das enzimas digestivas no lúmen intestinal. A dissolução do fármaco na camada de transporte do fármaco forma um gradiente de concentração elevado do fármaco entre as GI-MAPS e os enterócitos e, consequentemente, o fármaco formulado pode ser absorvido eficazmente. Além disso, quando um potenciador de absorção é formulado com um fármaco na camada de transporte do fármaco, a concentração do potenciador de absorção e do fármaco neste espaço fechado atinge um nível elevado. Nestas condições, é possível obter um efeito ótimo de aumento da absorção.

6.2 Tipos de sistemas de adesivos mucoadesivos gastrointestinais (GI-MAPS)

a) Adesivo bioadesivo com fármaco

Este sistema de adesivo foi desenvolvido para aumentar a dose de carga, aumentar o espaço de carga e sem a camada adesiva (Tao et al., 2005). O sistema de adesivos é composto por três camadas: Uma camada de suporte, por exemplo, etilcelulose, uma membrana de polímero entérico, por exemplo, HP-55, e uma nova camada de transporte de fármaco, baseada num polímero mucoadesivo, por exemplo, Carbopol, carregado com fármaco

b) Patch de microesferas

Um sistema de adesivo alternativo em que as microesferas carregadas com fármacos estão parcialmente imersas na camada de adesivo de microesferas mucoadesivas (Shen et al., 2001). Este sistema de adesivo consiste em três camadas: uma camada mucoadesiva, uma camada de microesferas carregadas com fármacos parcialmente imersas na camada mucoadesiva e uma membrana impermeável que envolve as microesferas.

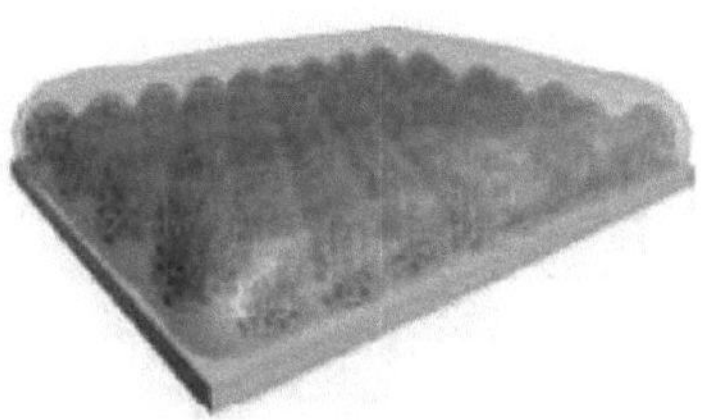

Fig.2. Patch de microesferas

c) Mancha intestinal de duas camadas

Este tipo de sistema de adesivos foi especialmente concebido para a administração oral de insulina. É fabricado utilizando uma matriz mucoadesiva carregada com um fármaco modelo (Whitehead et al., 2004). A mistura do sistema de adesivos é comprimida sob prensa hidráulica e cortada em discos de diâmetro adequado. Três lados do penso foram revestidos com uma solução de polímero de camada de suporte.

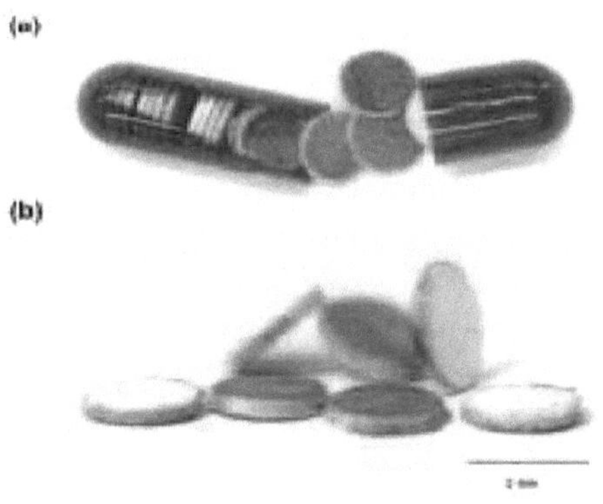

Fig. 3: (a) e (b) Penso de insulina

d) Adesivo de hidrogel fechado

Este tipo de sistema de administração de fármacos proporciona uma libertação controlada, para além da proteção do fármaco, da mucoadesão simples e da libertação unidirecional, utilizando uma porta de hidrogel sensível ao pH, auto-dobrável e em duas camadas. O dispositivo principal é constituído por duas partes - um reservatório de fármaco à base de poli (metacrilato de hidroxilo) [p (HEMA)] com função de orientação e uma porta de hidrogel. A porta é constituída por camadas separadas de p (HEMA) e poli (ácido metacrílico - g-etilenoglicol) [p (MAA-g- EG)], parcialmente curadas uma sobre a outra. A libertação do fármaco do dispositivo é controlada pelas propriedades de dilatação dependentes do pH da porta de duas camadas.

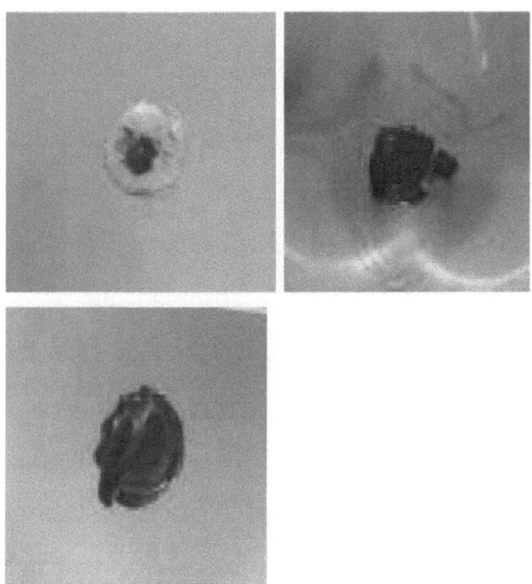

Fig.4. (A) Dispositivo montado a seco (B) Libertação a 40 min C) Libertação a 80 min

Em meio de pH 3,0, os hidrogéis p (MAA-g-EG) e p (HEMA) apresentam uma resposta de dilatação semelhante, pelo que a porta permaneceu fechada e estável. Não é libertado qualquer fármaco durante um período de 2 horas. Quando o pH do meio é aumentado para pH 7,3, a dilatação da camada de p (MAA-g-EG) aumenta significativamente, enquanto a dilatação da camada de p (HEMA) permanece constante. O aumento da taxa de dilatação fez com que a porta se dobrasse para fora até que a ligação entre a porta e o reservatório se rompesse, resultando na libertação do fármaco. Além disso, a libertação pulsátil pode ser conseguida através da alteração do pH. Quando o pH do meio volta ao pH 3,0, o portão de duas camadas volta ao seu estado fechado, resultando numa diminuição da taxa de libertação. Embora o desenho do portão tenha um tempo de resposta limite de minutos, a estrutura química do hidrogel, a espessura do portão e a proporção da bicamada podem ser alteradas para produzir um tempo de resposta de segundos (Tao et al., 2005).

e) Micropatches

São fabricados microplaquetas suficientemente grandes para evitar a endocitose. As microplaquetas são concebidas para serem suficientemente pequenas para se deslocarem entre as vilosidades intestinais, maximizando assim a grande área de superfície de absorção que as pregas intestinais proporcionam (Tao et al., 2005). As microplaquetas são fabricadas em três substratos diferentes com base em técnicas padrão de sistemas micro electromecânicos (MEMS), incluindo fotolitografia, gravação e deposição de película fina. Os substratos são os seguintes Óxido de silício, silício poroso e poli (metacrilato de metilo). Os micropatches podem ser modificados para incluir capacidades de direcionamento de células citoadesivas.

CAPÍTULO 7

AVALIAÇÃO DO GI-PS

As propriedades físico-químicas do sistema de adesivos gastrointestinais são avaliadas através dos seguintes estudos.

7.1 Estudo de libertação in-vitro

O estudo da libertação *in vitro* de fármacos dos adesivos é examinado numa célula de difusão de duas câmaras em solução de tampão fosfato. Também pode ser efectuado utilizando um aparelho de pás JP XIII com 50 rpm e 900 ml de tampão fosfato com pH, mantendo a temperatura de 37° C. Podemos dizer que 90-95% do fármaco é libertado a partir do lado mucoadesivo e uma quantidade muito menor de fármaco é libertada a partir da camada de suporte (Tao et al, 2005).

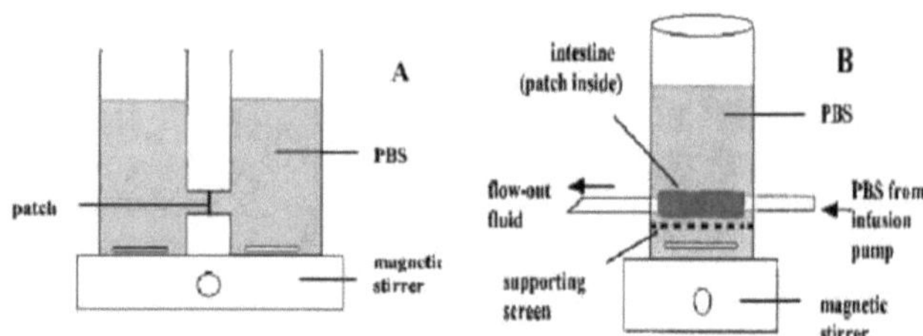

Fig.5. (A) Representação esquemática da célula de difusão utilizada para medir a libertação de fármacos modelo a partir do adesivo. **(B)** Representação esquemática da instalação de fluxo para medir o transporte através da parede intestinal.

7.2 Teste de absorção in-vitro

O teste de absorção in vitro é efectuado para investigar se o sistema de adesivo mucoadesivo tem algum efeito de melhoria no transporte do fármaco através do intestino. O intestino do rato é utilizado como modelo animal para este estudo, tendo sido registada uma melhoria significativa do transporte através do intestino (Shen et al, 2001).

7.3 Estudo de mucoadesão in-vitro

O estudo in vitro da mucoadesão do penso gastrointestinal é normalmente efectuado com o método do cilindro rotativo, utilizando o "aparelho 6" da USP [USP 23 edition], que é idêntico ao "aparelho de pás" da farmacopeia europeia. Os pensos são fixados a uma mucosa intestinal recentemente excisada, que é fixada a um cilindro de aço inoxidável.

O desprendimento dos comprimidos é determinado visualmente durante a experimentação. Este sistema de teste está mais próximo das condições in vivo porque também tem em conta a coesão dos polímeros do que os estudos de tração simples (Hoyer et al, 2007).

7.4 Comportamento de inchaço

A avaliação do comportamento do inchaço é efectuada pelo método gravimétrico. Neste, a capacidade de absorção de água do adesivo é determinada após incubação em tampão de fosfato em intervalos de tempo programados. Os estudos revelam que os sistemas de adesivos apresentam um inchaço muito menor em comparação com os comprimidos (Hoyer et al, 2007).

7.5   Teste de eficácia da segmentação

O teste de eficiência do alvo é efectuado em adesivos GI que têm diferentes camadas de superfície sensíveis ao pH. Após a administração, a dissolução das camadas superficiais em diferentes partes do intestino delgado expõe a camada mucoadesiva, controlando assim o tempo de adesão do sistema de adesivos. As diferentes camadas superficiais são carregadas com sondas que são libertadas após a dissolução da camada superficial e as suas concentrações são medidas. Este teste é efectuado em modelos animais, por exemplo, cães beagle (Tao et al, 2005).

8   Retenção e trânsito do penso GI

As características de retenção e trânsito dos sistemas de adesivos são demonstradas em modelos animais, por exemplo, ratos. Após a administração dos adesivos, os ratos são sacrificados e observados diretamente após a incisão abdominal em diferentes intervalos de tempo (Eaimtrakam et al, 2001).

9   Determinação da velocidade unidirecional
Libertação do fármaco dos pensos

Este teste é realizado para distinguir a libertação do fármaco a partir da camada mucoadesiva e da camada de suporte do sistema de adesivo. Este teste é efectuado numa câmara do tipo Ussing (Hoyer et al, 2007).

10 Estudos histológicos

O estudo histológico é efectuado em modelos animais. Os animais são sacrificados em intervalos de tempo específicos após a administração do penso. Os pensos são retirados e observados ao microscópio ótico. Este teste é particularmente efectuado em adesivos que têm potenciadores de absorção (Venkatesan et al, 2005).

CAPÍTULO 8
CONCLUSÃO

Os sistemas de adesivos gastrointestinais surgiram como potenciais sistemas de administração de fármacos que enfrentam desafios com os sistemas convencionais de administração de fármacos. A sua multifuncionalidade integrada pode ultrapassar estes desafios, proporcionando bioadesão, proteção contra o fármaco e libertação unidirecional. Esta combinação de funções pode melhorar a biodisponibilidade oral global de grandes moléculas, como proteínas e péptidos, que atualmente só podem ser administradas por injeção. Além disso, o sistema de adesivos de hidrogel com gates produz padrões complexos de libertação pulsátil e pode imitar de forma mais natural a forma como o corpo produz compostos, como a insulina e algumas hormonas. Esta libertação auto-regulada e o direcionamento específico para as células têm o potencial de conferir características adicionais de impulsividade a esta plataforma terapêutica inovadora.

Desempenham múltiplas funções utilizando uma única plataforma, nomeadamente a proteção do fármaco, a libertação unidirecional e a bioadesão. Como são capazes de atravessar as ondulações intestinais, os micropatches maximizam a utilização da área de superfície intestinal absorvente. O sistema de adesivos pode ser uma possibilidade interessante para o transporte de várias macromoléculas que normalmente são degradadas no trato gastrointestinal. Os adesivos de hidrogel têm potencial para produzir padrões complexos de libertação pulsátil. Está a ser desenvolvido equipamento para produzir grandes quantidades de adesivos para a administração oral de proteínas e péptidos.

Referências:

1. Sarah L.Tao e Tejal A.Desai, Sistemas de adesivos gastrointestinais para administração oral de medicamentos. DDT - Volume 10, Número 13 - julho de 2005.

2. Gilles Ponchel , Juan-Manuel Irache, Specific and non-specific bioadhesive particulate systems for oral delivery to the gastrointestinal tract. Advanced Drug Delivery Reviews 34 (1998) 191-219.

3. Hoyer, H., Foger, F., Kafedjiiski, K., Loretz B. e Bemkop-Schnurch, A. Design and Evaluation of a New Gastrointestinal Mucoadhesive Patch System Containing Chitosan-Glutathione, Drug. Dev. Ind. Pharm, 33(2007) 12891296.

4. Zhou, X.H., Overcoming enzymatic and absorption barriers to non-parenterally administered protein and peptide drugs. *J. Control Release.* 29 (1994) 239-252.

5. Tao, S.L e Desai, T., Gastrointestinal patch systems for oral drug delivery, Drug Discov. Today 10 (2005) 909-915.

6. Ahmed, A., Bonner, C. e Desai, T., Bioadhesive microdevices for oral drug delivery: a feasibility study. *Biomed. Microdevices* 3 (2001) 89-96.

7. Ahmed, A., Bonner, C. e Desai, T., Bioadhesive microdevices with multiple reservoirs: a new platform for oral drug delivery. *J. Control. Release* 81 (2002) 291-306.

8. Whitehead, K., Shen, Z. e Mitragotri, S., Oral delivery of macromolecules using intestinal patches: application for insulin delivery, J. Control. Release 98 (2004) 3745.

9. Ponchel, G., and Irache, J., Specific and non-specific bioadhesive particulate systems for oral delivery to the gastrointestinal tract. *Adv. Drug Deliv. Rev.* 34(1998) 191-219.

10. Helliwell, M., The use of Bioadhesives in targeted delivery within the gastrointestinal tract, Adv. Drug Deliv. Rev. 11 (1993) 221-251.

11. Venkatesan, N., Uchino, K., Amagase, K., Ito, Y., Shibata N., e Takada, K., Gastrointestinal patch system for the delivery of erythropoietin, J. Control. Release 111 (2006) 19-26.

12. Eaimtrakam, S., Rama Prasad, Y.V., Puthli, S.P., Yoshikawa, Y., Shibata, N. e Takada, K. Avaliação das características do trânsito gastrointestinal da preparação de adesivos orais utilizando a cafeína como fármaco modelo em voluntários humanos. *Drug Metab. Pharmacokinet.* 17 (2002) 284291.

13. Eaimtrakam, S., Itoh, Y., Kishimoto, J., Yoshikawa, Y., Shibata, N., Takada, K. e Murakami, M., Gastrointestinal mucoadhesive patch system (GIMAPS) for oral administration of G-CSF, a model protein, Biomaterials 23 (2002) 145- 152.

14. Eaimtrakam, S., Itoh, Y., Kishimoto, J., Yoshikawa, Y., Shibata, N., e Takada, K., Retention and transit of intestinal

mucoadhesive films in rat small intestine, Int. J. Pharm. 224 (2001) 61- 67.

15.   Eaimtrakam, S., Rama Prasad, Y.V., Puthli, S.P., Yoshikawa, Y., Shibata, N. e Takada, K. Possibility of a patch system as a new oral delivery system, Int. J. Pharm. 250(2003) 111 -117.

16.   Tao, S.L., Lubeley, M.W. and Desai, T., Bioadhesive poly (methacrylate methyl) microdevices for controlled drug delivery. *J. Control. Release* 88 (2003) 215-228.

17.   Shen, Z., Mitragotri, S., Intestinal patches for oral drug delivery, Pharm. Res. 19 (2002) 391-395.

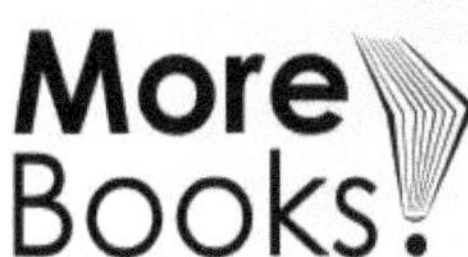

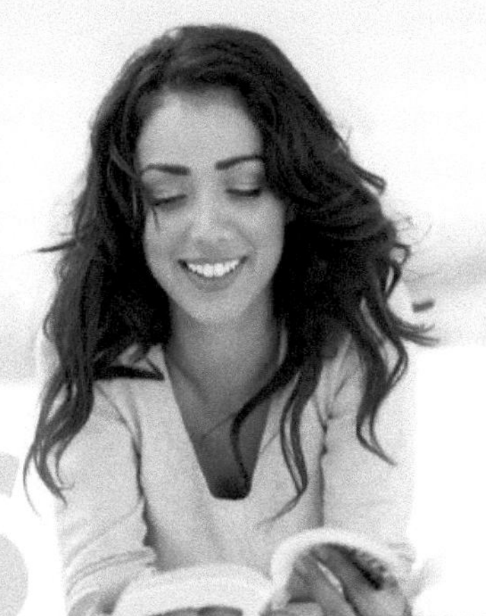

yes
I want morebooks!

Buy your books fast and straightforward online - at one of world's fastest growing online book stores! Environmentally sound due to Print-on-Demand technologies.

Buy your books online at
www.morebooks.shop

Compre os seus livros mais rápido e diretamente na internet, em uma das livrarias on-line com o maior crescimento no mundo! Produção que protege o meio ambiente através das tecnologias de impressão sob demanda.

Compre os seus livros on-line em
www.morebooks.shop

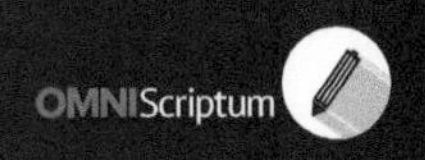

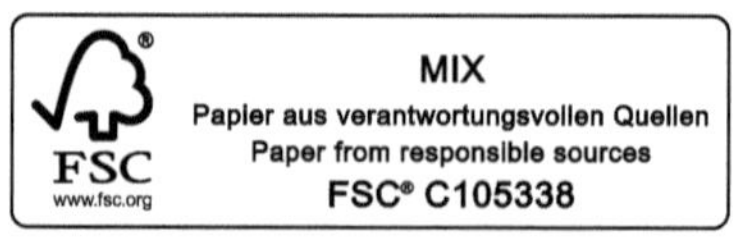

Printed by Books on Demand GmbH, Norderstedt / Germany